LA

PATHOGÉNIE DU LUMBAGO

ET

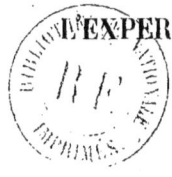

L'EXPERTISE MÉDICO-LÉGALE

PAR

Le Docteur POISSON

MÉDECIN-LÉGISTE DE L'UNIVERSITÉ DE PARIS
MÉDECIN DE L'ASSISTANCE MÉDICALE

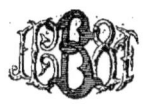

PARIS
LIBRAIRIE J.-B. BAILLIÈRE ET FILS
19, RUE HAUTEFEUILLE, 19
—
1908

LA

PATHOGÉNIE DU LUMBAGO

ET

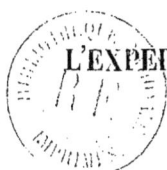

L'EXPERTISE MÉDICO-LÉGALE

PAR

Le Docteur POISSON

MÉDECIN-LÉGISTE DE L'UNIVERSITÉ DE PARIS
MÉDECIN DE L'ASSISTANCE MÉDICALE

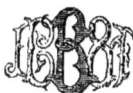

PARIS

LIBRAIRIE J.-B. BAILLIÈRE ET FILS

19, RUE HAUTEFEUILLE, 19

—

1908

PATHOGÉNIE DU LUMBAGO

ET L'EXPERTISE MÉDICO-LÉGALE (1)

« Le lumbago est une douleur de reins. » Telle est
la définition que donnent les quelques auteurs qui ont
consenti à s'en occuper; et nombreux sont les traités
médicaux qui le passent sous silence. Définition vague
qui confond le symptôme avec la cause du mal! Oubli
injustifié, car les simulateurs ont souvent l'occasion d'ex-
ploiter cette maladie dans l'espoir d'une indemnité!
La loi de 1898, en confiant au médecin le rôle d'arbitre
dans les questions d'accidents du travail, exige de lui
l'interprétation la plus exacte possible des phénomènes
morbides qui lui sont soumis, et ne semble-t-il pas que
l'imprécision plane autour de ce terme « lumbago ».
C'est ce que va nous montrer un examen de l'état actuel
de la question : aussi, essaierons-nous de délimiter le
cadre des lésions qui s'y rattachent, et de les grouper
au point de vue médical, pour les interpréter ensuite au
point de vue de l'expertise médico-légale.

(1) Présenté au Congrès des Sociétés Savantes, Paris, avril 1908.

Voici d'abord notre malade. Ses traits sont gravés dans
l'Echo médical des Cévennes de 1900 : «Le corps penché
en avant et un peu sur le côté, le bras arc-bouté sur la
région lombaire pour immobiliser le tronc, il marche à
petits pas, soulève peu les pieds, rase le sol, craint de
tousser, parle à voix basse, et a néanmoins bonne mine,
et, tout en grimaçant, sourit et se gausse de lui-même. »
La multiplicité des théories pathogéniques qui ont tenté
d'éclairer le mécanisme de cette affection l'a rendu plus
obscur. Si peu de travaux ont vu le jour sur ce sujet,
en revanche chacun d'eux émet une conception diffé-
rente. Bichat ne sait pas bien où localiser le siège
anatomique du lumbago : dans la fibre musculaire? ou
dans la fibre tendineuse? Il hésite. Bouillaud lui assigne
le tissu cellulaire intramusculaire, tandis que, pour
Andral, les enveloppes de la moelle sont seules en cause.
C'est Feulard le premier, en 1848, qui attire l'attention
sur la possibilité de lésions d'ordre traumatique, et lui
attribue comme cause la rupture brusque de l'appareil
ligamenteux sacro-lombaire. Hutchinson l'assimile au
torticolis et le place sous la dépendance d'une arthrite
sacro-iliaque, car pour lui la douleur n'est pas dans les
muscles. Edgeworth admet trois sortes de lumbago :
tantôt c'est une myalgie rhumatismale, tantôt une névralgie, tantôt il est d'origine rénale avec hyperacidité
de l'urine. De là, à le confondre avec la néphrite, la
lithiase rénale..., il n'y avait qu'un pas, et il fut franchi.
Bien plus, le lumbago émotif ne fut-il pas observé chez
un individu à la nouvelle inattendue de la mort d'un
parent! On admit aussi, dans le groupe Lumbago, les

congestions de la moelle lombaire occasionnées par une
chute sur les pieds, les contusions lombaires, etc., et
Wagner (1) rapporte sous ce titre une observation de
paraplégie incomplète, à la suite de contusion lombaire.
La confusion ne risque-t-elle pas encore de s'accroître,
si, avec Picaud (2), nous laissons introduire le rhumatisme spinal? Cette thèse très documentée conclut que
le lumbago ne serait, le plus souvent, qu'une manifestation du rhumatisme spinal sous forme de simple congestion de la moelle et des méninges, comme le démon-
trent paraplégies, constipations, paralysies vésicales,
etc... Nous voilà sur le seuil de la myélite, et Rendu
assigne à la moelle le point de départ des crampes musculaires de la goutte, tandis que, pour d'autres, elles
sont en rapport avec l'urémie goutteuse. Ces myalgies
goutteuses furent aussi évoquées dans la pathogénie du
lumbago, ainsi que les névralgies rhumatismales. Puis
Lardennais, chirurgien des hôpitaux de Reims, ex-
pose (3) une variété non décrite de ce qu'on appelle lumbago par effort musculaire. Il cite deux observations, « où
la lésion ne siégeait pas, comme l'enseignent les classiques,
au niveau des reins, au niveau de la masse sacro-lombaire,
mais bien au niveau de l'insertion supérieure du muscle
grand fessier », c'est-à-dire vers la partie externe de la
crête iliaque. Il s'agissait d'un manœuvre, qui, en vou-
lant se redresser subitement sous le poids d'un sac de blé,
tomba avec sa charge. Il s'ensuivit une douleur très accu-

(1) WAGNER, thèse 1901.
(2) PICAUD, thèse 1900.
(3) LARDENNAIS, *Union médicale du Nord*.

sée à la partie supérieure de la fesse droite, dans la région
qui correspondait aux insertions supérieures du grand
fessier. On observait en ce point des ecchymoses. « L'impotence fonctionnelle du grand fessier et la douleur
déterminée par la pression au siège des insertions supérieures de ce muscle démontraient qu'on devait ratta-
cher les lésions à la distension et à la déchirure partielle des fibres musculaires et aponévrotiques du grand
fessier. » Il ajoute, d'après Duchenne, de Boulogne, que
la physiologie du mouvement démontre en effet que ce
muscle est le grand extenseur du tronc sur le membre
inférieur, et c'est lui qui entre en contraction dans les
mouvements d'ascension d'un escalier, ou dans le fait de
redresser le tronc sous le poids d'un fardeau. A notre
avis, ce n'est pas assez tenir compte de l'action des
muscles des gouttières vertébrales qui sont les vrais
extenseurs du tronc et qui offrent moins de résistance,
tandis que le grand fessier en prenant son point d'ap-
pui sur le fémur n'est que l'extenseur direct du bassin
et indirectement celui du tronc. Mais cette conception,
comme celle de Feulard, apportait un élément pathogé-
nique nouveau, celui du traumatisme, lorsque Matignon
déclare que « le tour de reins » a été improprement attribué à des ruptures musculaires, et qu'il n'est que le
résultat d'une entorse des ligaments vertébraux. Il base
cette opinion sur une observation faite sur lui-même et
sur 5 cas, — chez un de ses amis, chez une dame, et chez
3 militaires du 14ᵉ d'artillerie, — où, en contractant les
muscles sacro-lombaires par l'attitude rigide du corps,
il déterminait une douleur siégeant toujours au même

point (4° et 5° lombaires) en imprimant à la tête une flexion énergique en avant. Il obtenait ainsi, par ce mouvement, une distension des ligaments vertébraux qui réveillait la douleur toujours au niveau de l'entorse lombaire. Puis Vergely (1) prétend que ce n'est pas une entorse des ligaments vertébraux, mais peut-être bien une simple distension de ces ligaments par suite de mouvements exagérés des articulations des apophyses latérales des vertèbres. D'autres enfin croient à des lésions de l'articulation sacro-iliaque, et on peut s'en rendre compte, disent-ils, « en prenant les épines antérieures et supérieures et en cherchant à écarter les deux os coxaux. Cet artifice détermine alors une exacerbation des phénomènes douloureux ».

Comment se guider dans un pareil dédale ? L'interprétation des auteurs nous permet d'admettre deux groupes étiologiques distincts, suivant qu'ils font dériver le lumbago d'une cause diathésique ou du traumatisme. Nous désignerons ces deux classes par les dénominations de lumbago-maladie et de lumbago-accident. Dans le premier groupe, ont droit de cité : 1° les *myalgies;* 2° les *névralgies;* 3° les *arthralgies.*

1° MYALGIES. — Feolde (2) les a décrites ainsi : « La douleur est l'élément dominant. Tantôt elle se produit pendant la contraction musculaire; le malade éprouve une douleur vive qui lui arrache un cri à l'occasion d'un mouvement. L'impotence fonctionnelle temporaire et la douleur de courte durée sont les seuls phénomènes

---

(1) VERGELY, *Journal de médecine de Bordeaux.*
(2) FEOLDE, *Contribution à l'étude des myalgies,* thèse de 1893.

observés. » Ce sont bien là les caractères de cette douleur des lombes, qui doit être appelée lumbago, où le malade est comme figé, un court instant, dans l'accomplissement d'un mouvement, en proie à une douleur aussi vive que la piqûre d'une aiguille. Ces myalgies spontanées sont fréquentes en tout point du corps chez les arthritiques, mais la région lombaire est leur lieu de prédilection. Jaccoud nie l'influence du froid sur leur apparition. Ne peut-on pas observer, cependant, que les lombes sont moins irriguées que toute autre partie du corps? Les vaisseaux sanguins de quelque importance rampent seulement dans les gouttières vertébrales (c'est le faible rameau dorsal des artères intercostales); aussi l'impression du froid sur les filets nerveux qui sillonnent ces masses musculaires provoque peut-être une vaso-dilatation réflexe insuffisante? N'est-ce pas encore l'explication du fait que le lumbago est plus fréquent chez l'homme que chez la femme? Chez elle, le port du corset protège des atteintes du froid. D'autres myalgies ne sont qu'une manifestation du rhumatisme, de la goutte, de la syphilis. Tout ce qui peut créer le rhumatisme peut créer le lumbago, dit Fcolde. De Grandmaison décrit ces crises myalgiques comme un des modes de réaction de la goutte ataxique ou sthénique. Elles sont d'abord de courte durée, cèdent à l'exercice musculaire, et finissent par se localiser aux lombes et aux cuisses. Une autre classe comprend les crampes musculaires qui sont des convulsions toniques, des contractions involontaires, douloureuses et passagères. Une position longtemps conservée peut les déterminer; aussi les jardiniers et les casseurs de pierre y sont-ils particulièrement sujets.

2° NÉVRALGIES. — En dehors des muscles, les nerfs peuvent être intéressés, et les névralgies de la région donnent lieu à la douleur du lumbago. On pourra en déterminer les points d'acuité.

3° ARTHRALGIES. — Enfin la diathèse rhumatismale peut se manifester sur les articulations des vertèbres lombaires. Alors, nous nous trouvons en présence d'arthrites, souvent unilatérales, si elles frappent les apophyses articulaires, et nous aurons un lumbago unilatéral, contrairement à l'opinion des auteurs, qui pensent que la bilatéralité des lésions est un signe pathognomonique de sa nature rhumatismale. Myalgies, névralgies et arthralgies de la légion lombaire, voilà le siège variable que nous assignons au lumbago-maladie, que l'étiologie soit le froid, la goutte ou le rhumatisme. Dans le groupe lumbago-accident, nous admettrons de même toute lésion lombaire, due à un traumatisme indirect, pouvant intéresser muscles, ligaments ou articulations de la région, avec intégrité du tégument. Par traumatisme indirect, nous entendons la répercussion médiate d'une force extérieure : ainsi, en soulevant un fardeau, un portefaix peut se créer une déchirure musculaire par la contraction puissante de son muscle long dorsal, mais non par l'action directe du fardeau. Nous éliminons ainsi les brûlures, les plaies par armes à feu ; et quand un traumatisme morcellera un point de la région nous ne dirons pas qu'il a déterminé un lumbago, mais une plaie contuse des lombes, et le blessé éprouvera la douleur réactionnelle habituelle à une plaie de même nature dans toute autre partie du corps, mais n'empruntant aucun caractère particulier à cette région ; et nous réserverons au lumbago traumatique la notion des conséquences de l'effort déployé par le blessé, sur les muscles et articulations de la région, indépendamment de toute action directe d'un corps étranger sur les lombes. Assurément, des lésions de mécanisme analogue peuvent se produire dans d'autres régions : mais celle-ci leur implique son nom. Elle est comprise dans un quadrilatère dont les diagonales s'étendent respectivement en hauteur de la 1re vertèbre lombaire à la 1re sacrée, et en largeur aux in sertions antérieures et inférieures du muscle long dorsal sur chaque os coxal. Les deux côtés inférieurs du quadrilatère rampent sur les limites supérieures du bassin en arrière de ces insertions extrêmes du long dorsal. On objectera : le mal de Pott et la rachialgie des fièvres éruptives peuvent bien être cantonnées aux lombes ainsi circonscrites. Nous répondrons que ce ne sont pas là des maladies diathésiques, auxquelles nous avons attribué l'étiologie du lumbago. La cause prédisposante ne doit pas être confondue avec le résultat acquis de l'infection : on ne peut plus admettre que deux diathèses : la scrofule et l'arthritisme. — Le lumbago ne doit pas davantage être le résultat de la contusion. L'un a une cause intrinsèque au blessé, l'autre est d'origine extérieure : l'un dépend du jeu exagéré et dévié d'un mécanisme organique normal, l'autre n'est que la conséquence d'un hasard aveugle. En éliminant la plaie contuse et la contusion, nous excluons leurs contre-coups sur la moelle, congestion, commotion : en général, nous écar-

tons tout phénomène dû à une intervention médullaire,
et en particulier le rhumatisme spinal. Pourquoi? C'est
parce que les symptômes de toute lésion de la moelle ne
restent pas cantonnés à une région unique. La congestion
lombaire s'accusera, par exemple, par de la paraplégie,
de la paralysie vésicale, etc., et alors nous sortons du
cadre des lombes. D'ailleurs la douleur de la congestion
est peu vive sur le rachis, dit Leudet (1), et, d'autre part,
la caractéristique de cette congestion est qu'elle se manifeste quelques heures ou quelques jours après l'accident,
laissant au malade, dans l'intervalle, l'usage de ses membres, dit le même auteur.

Combien nous sommes loin de la douleur soudaine,
pongitive du lumbago! Mais, je le répète, une affection
de la moelle ayant une répercussion nécessaire au loin
dans d'autres régions de l'organisme, et pouvant même
s'étendre aux divers étages de la tige médullaire, ne
doit pas être étiquetée lumbago. Picaud (2), pour qui
le lumbago ne serait qu'une manifestation du rhumatisme spinal, admet évidemment que le rhumatisme peut
frapper successivement la moelle lombaire, la moelle cer-
vicale : en voici une observation.

Le 8 octobre 1905, je suis appelé auprès de
Mme Ar... pour soigner des douleurs de reins qui
l'immobilisent au lit depuis quatre jours. Cette malade a déjà eu plusieurs atteintes de rhumatisme arti-
culaire ; à l'auscultation, son cœur révèle un souffle
d'endocardite déjà perçu par Potain il y a 15 ans.

(1) Leudet, Archives générales de médecine, 1863.
(2) Picaud, thèse 1900.

Les genoux sont le siège de craquements articulaires. Les
jambes sont en flexion, il y a de la paraplégie ; le thermo-
mètre accuse 38° ; nous ne relevons pas de syphilis. Je
prescris du salicylate de soude, et une atténuation des
douleurs permet à la malade de prendre quelques heures
de repos.— Le lendemain matin, on vient me chercher.
Mme Ar... était en proie à un violent délire ; la sueur inon-
dait son visage et ses cheveux ; sa figure grimaçait affreu-
sement sous l'influence des contractures, celles-ci étaient
particulièrement intenses aux membres supérieurs. La
malade essayait de soutenir constamment sa tête à l'aide
de ses deux mains, et manifestait ainsi la douleur qu'elle
ressentait, car elle était étrangère à son entourage, et
ne comprenait ni ne répondait à aucune question. — La
température était de 41° 4. Le signe de Kernig était
très accusé. — Nous parvenons à faire prendre à la
malade, par petites cuillerées à café, une partie de la
potion au salicylate de soude ordonnée la veille, et elle
en prit une quantité correspondant à 1 gramme de ce
sel. Au bout de 20 minutes, elle put recouvrer l'usage de
ses sens et nous reconnut. En la maintenant pendant
huit jours sous l'influence de doses faibles et répétées de
salicylate, l'apparition d'une nouvelle crise fut écartée ;
et, au bout de 12 jours, la malade pouvait reprendre ses
occupations. — Nous constatons dans cette observation
la progression du rhumatisme, d'abord localisé à la
moelle spinale, puis donnant lieu au rhumatisme céré-
bral. Mais en admettant que le rhumatisme puisse res-
ter cantonné à la région lombaire, appelons rhumatisme spinal, ce qui en est un ; et n'appelons pas lum-

bago, le résultat de la congestion de la moelle, de l'irritation des méninges ou de l'excès de tension du liquide céphalo-rachidien ! Que sera donc le lumbago ? — Une douleur aiguë, soudaine, d'origine diathésique ou par traumatisme indirect, siégeant sur les tissus et articulations de la région lombaire, à l'exclusion du contenu du canal médullaire et avec intégrité du tégument.

Cette interprétation médicale semble faciliter l'analyse médico-légale : suivant que le rôle étiologique du traumatisme ou de la goutte et du rhumatisme serait imputé ; le malade aurait droit ou non à recevoir une indemnité. Le lumbago-accident tomberait seul sous l'application de la loi du 9 avril 1898, et le lumbago-maladie n'aurait d'autres ressources qu'une pommade consolatrice ! Telle n'a pas été la pensée du législateur en dictant une loi si humanitaire. Au début, la conception du risque professionnel était afférente à une profession déterminée, indépendamment de la faute du patron et des ouvriers. Bientôt elle s'étendit aux accidents dus à la faute légère de l'ouvrier, et même à sa faute lourde ; puis on considéra que tout accident du travail devait être supporté par le travail, devait « peser sur le prix de revient au même titre que les frais généraux ». Toutefois, on établit une distinction entre l'accident et la maladie professionnelle, et elle fut exposée par le Ministre du Commerce à la tribune de la Chambre des députés, le 26 octobre 1897 : « Je suppose, disait-il, que, dans une usine où l'on emploie des matières toxiques, un ouvrier se trouve avoir absorbé accidentellement des substances toxiques, ou avoir été atteint par une écla-

boussure d'acide ou de toute autre substance qui ait
déterminé la mort ou une incapacité de travail : le caractère accidentel de l'événement apparaît nettement et ne
saurait être confondu avec un empoisonnement lent,
avec une diathèse résultant de la pratique normale de la
profession ». Quant à juger cette différenciation, c'est le
rôle du tribunal, qui demande l'avis de l'expert. Le
lumbago traumatique a des symptômes assez précis :
début brusque à l'occasion d'un mouvement du tronc ;
douleur subite et intense exagérée par les mouvements ;
unilatéralité de la douleur. « Quand tous ces caractères
sont réunis, dit Vibert, l'affection peut et doit être
regardée comme un accident du travail. Mais rappelons
qu'il existe des manifestations rhumatismales des muscles, du squelette ou des articulations des lombes qui
révèlent les caractères du lumbago traumatique, y com-
pris la brusquerie du début, lequel se fait même parfois
à l'occasion d'un mouvement violent du tronc. En pareil
cas, il est difficile de refuser le bénéfice de la loi de
1898. » Ainsi en jugèrent les tribunaux. D'abord le tribunal civil de Limoux :

Attendu que D... s'est plaint soudainement de vives
douleurs aux reins après avoir, sur le chantier du
défendeur, soulevé un moellon de 60 kilogr. ;

Attendu qu'aux termes de la loi du 9 avril 1898 il y
a accident du travail dès que, par le fait ou à l'occasion
du travail, l'ouvrier d'une des entreprises assujetties
subit une incapacité partielle ou absolue, à la suite
d'une lésion corporelle provenant de l'action soudaine
d'une cause extérieure; que le fait de remuer un moellon

dans les conditions susdites constitue bien un acte de travail et se trouve être, en même temps, extérieur à l'ouvrier ;

Mais qu'étant donné son état antérieur pour lequel il eut recours à deux reprises à des soins médicaux pour rhumatismes ;

On peut dire que la part de l'accident du travail dans l'état actuel est égale au rapport de 1 à 5, la maladie entrant en ligne de compte pour les quatre autres parties ;

Dit et déclare que D... a été victime d'un accident dont les conséquences directes ont entraîné une réduction permanente et partielle et condamne A..., etc.

En second lieu, le tribunal de paix de Saint-Ouen, pour une expertise qui nous fut confiée le 12 juillet 1907, accepta nos conclusions ainsi formulées :

1° Le sieur P... a été atteint le 4 mai d'un lumbago rhumatismal qui s'est manifesté à l'occasion et par le fait du travail ;

2° Ce lumbago doit être assimilé à un accident du travail, étant données les circonstances de son apparition ;

3° Il a déterminé une incapacité temporaire ;

4° La guérison peut être fixée au 26 mai 1907.

Le Tribunal,

Attendu que le défendeur ayant contesté l'accident, il a été procédé, en exécution d'un jugement d'avant faire droit de ce siège, en date du 21 juin 1907, à une enquête établissant que le demandeur a bien été victime d'un accident du travail ;

Attendu, d'autre part, que, par un autre jugement d'avant faire droit de ce siège, il a été procédé à une expertise par le Dr P..., médecin-légiste de l'Université de Paris, et que dans son rapport, en date du 13 juillet 1907, déposé au rang des minutes du greffe à la date du 19 juillet 1907, le médecin-expert conclut à un accident du travail, et fixe la date de la guérison au 26 mai 1907.

Attendu, par suite, qu'il y a lieu d'allouer l'indemnité journalière au demandeur...

Par ces motifs, condamne B... à payer à P... la somme de...

On peut se rendre compte ainsi de l'importance que prend l'enquête aux yeux de l'expert, pour s'instruire sur les circonstances qui ont présidé à l'accident. En dehors de l'interrogatoire minutieux qu'il fait subir au blessé, c'est l'enquête qui le guidera dans l'interprétation de phénomènes morbides, dont il ne reste souvent plus trace au moment où il procède à son expertise. — Cela nous amène à évaluer la durée de l'incapacité que l'on doit attribuer au lumbago en général. Quelques observations vont nous servir de bases. Dans la statistique des accidents du travail produits au cours des travaux préparatoires à l'Exposition de 1900, on relève 10 cas de lumbago. Dans 9 cas, l'incapacité de travail ne s'est pas prolongée au delà de 16 jours : chez un seul, elle fut de 66 jours, mais il y avait de la paraplégie, et nous avons vu qu'une lésion amenant pareille complication ne pouvait pas être appelée lumbago.— Dans la thèse de Giraud (1894), nous trouvons aussi quelques observations montrant bien la bénignité des suites de l'accident.

Observation XLVII. — S. J.-B., manœuvre, âgé de 38 ans, s'est fait mal aux reins en levant une pierre, 3o mai 1894. Cet individu qui, autrefois, pendant son service militaire, a eu une affection ayant nécessité l'emploi de ventouses scarifiées, dont les cicatrices sont encore très nettes, présente, à l'heure actuelle, un lumbago manifeste avec hyperesthésie de la région dorsolombaire : c'est la conséquence de l'état antérieur. — Un vésicatoire volant sur chacun des points d'émergence des nerfs douloureux détermine la guérison.

Observation LII. — L. E., aide-cimentier, s'est fait mal aux reins en portant un sac de ciment. Le 19 octobre 1893, le malade se plaint de douleurs vives dans la région lombaire. — Un purgatif et quelques ventouses scarifiées amènent promptement la guérison.

Observation LIV. — H. G., a éprouvé un tour de reins en levant un creuset. Le 19 juillet 1894, on constate de la rachialgie et de la névralgie intercostale de toute la moitié droite du corps. On fait le traitement antirhumatismal; ce qui suffit pour arriver à une guérison rapide.

À notre avis, l'évaluation de la durée de l'incapacité de travail doit être courte, dans la majorité des cas.

Ces observations ont été relevées avant l'application de la loi de 1898, elles peuvent nous servir de guides sincères.

Telles sont, ramenées dans leurs limites propres, les

Dr Poisson.

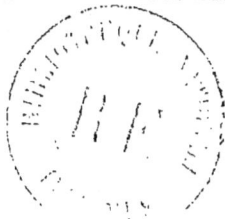

2

lésions qui nous paraissent devoir donner naissance au lumbago. Il importait de faire quelques éliminations pour former un groupe précis dont les symptômes n'empiètent pas sur des régions voisines, et dont le cadre reste la région lombaire. Nous pouvons donc admettre deux sortes de lumbago — l'un d'origine diathésique et l'autre d'origine traumatique — et leur interprétation au point de vue médico-légal découlera des circonstances de leur production et des incidents relevés par l'enquête judiciaire.

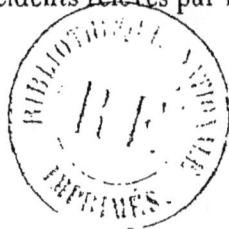

Poitiers. — Imp. Blais et Roy, 7, rue Victor-Hugo.

10

www.ingramcontent.com/pod-product-compliance
Lightning Source LLC
Chambersburg PA
CBHW031417220326
41520CB00057B/4527